Umschreibung Tiere –

Wie heißt das gesuchte Tier?

Seniorenbeschäftigung Rätsel

Band 2

Casilda Berlin

Weitere Bücher für Senioren von Casilda Berlin:

Umschreibung Tiere – Wie heißt das gesuchte Tier?
Seniorenbeschäftigung Rätsel
ISBN-13: 978-1978395756

Umschreibung Gegenstände – Wie heißt der gesuchte Gegenstand?
Seniorenbeschäftigung Rätsel
ISBN-13: 978-1978430990

Umschreibung Blumen und Garten – Wie heißt die Blume oder der Gegenstand?
Seniorenbeschäftigung Rätsel
ISBN-13: 978-1977997524

Umschreibung Alte Schätzchen – Wie heißt das gesuchte Wort?
Seniorenbeschäftigung Rätsel
ISBN-13: 978-1979365628

50 Bilder, die leicht gelingen – ein Ausmalbuch für Senioren (Anfänger)
ISBN-13: 978-1530264391

50 Bilder, die leicht gelingen, Band 2 – ein Ausmalbuch für Senioren (Anfänger)
ISBN-13: 978-1978166431

Blumen, die leicht gelingen – Ausmalbuch für Senioren
ISBN-13: 978-1541086999

MANDALAS die leicht gelingen - Malbuch für Senioren (Anfänger)
ISBN-13: 978-1546636649

50 anspruchsvolle Bilder: Ein Ausmalbuch für Senioren (Fortgeschrittene)
ISBN-13: 978-1530324781

Besuchen Sie die Autorin Casilda Berlin, und holen Sie sich
1 kostenloses ebook zum Ausmalen:

www.casilda-berlin.de

ISBN: 978-1981727810

Wie heißt das gesuchte Tier?

Viele Senioren lösen gerne Rätsel, auch dann, wenn die grauen Zellen etwas nachgelassen haben. In der Seniorenbeschäftigung gehören Rätsel inzwischen zu den Klassikern.

Dieses Rätselbuch eignet sich für Einzel- und Gruppenmaßnahmen und wird mit einem Begleiter durchgeführt. So kann es auch für einen unterhaltsamen Nachmittag unter Freunden oder in der Familie, wo es um Seniorenbeschäftigung geht, zum Einsatz kommen.

Alle zu erratenden Tiere sind Senioren bekannt wie zum Beispiel Dackel, Steinbock, Motte, Spatz, Pudel, Wal oder Schäferhund.

Teilnehmer, die den gesuchten Begriff erraten, erleben freudige Erfolgserlebnisse. Diese können verstärkt werden, indem für jede richtige Lösung eine Kleinigkeit wie z. B. ein Schokoriegel oder ein Bonbon überreicht wird.

Das Buch wurde im Praxisalltag in der Seniorenbetreuung entwickelt, um die geistigen Fähigkeiten und die Kommunikation anzuregen. Die grauen Zellen werden dadurch spielerisch trainiert und auf Vordermann gebracht.

Die Rätsel-Anforderungen passen für die Pflegegrade 1 bis 3, in Einzelfällen auch für Pflegegrad 4.

So gelingt die Rätselrunde:

Alle Teilnehmer beteiligen sich daran, herauszufinden, welches Tier gemeint ist.

Eine Person (z. B. Familienangehöriger, Partner, Gruppenleiter oder Begleiter) erklärt die Vorgehensweise:

Mehrere kurze Sätze geben Hinweise auf das gesuchte Tier.

Jeder Satz wird langsam und für alle Teilnehmer gut verständlich vorgelesen. Nach jedem Satz wird eine kleine Pause eingelegt und gefragt, ob es Vorschläge zu dem gesuchten Tier gibt.

Der erste Satz wird dann wiederholt, anschließend der zweite ergänzt.

Dann werden beide Sätze wiederholt und der dritte Satz ergänzt. Der Begleiter fragt erneut nach Ideen.

Nach und nach wird Satz für Satz vorgelesen, bis das gesuchte Tier gefunden ist.

Wenn die Teilnehmer keine Lösung finden, nennt der Begleiter am Ende den gesuchten Begriff.

Wird das Tier vorzeitig erraten, werden die noch übrigen Sätze vorgelesen.

Anschließend geht es weiter mit der nächsten Seite.

1. Dieses Tier gilt als mutig und dickköpfig, schelmisch und tapsig.

2. Gesucht wird das erste Maskottchen der Olympischen Spiele.

3. Mit seinen kurzen, krummen Beinen kann es mühelos unter der Erde auf die Jagd nach Beute gehen.

4. Typisch ist der treue Blick, mit dem dieses Tier aussieht wie ein Unschuldslamm, auch wenn es gerade mal wieder etwas Blödsinn angestellt hat.

5. Die englische Bezeichnung für diesen Hund lautet übersetzt „Deutscher Würstchen-Hund", weil die langgezogene Körperform an ein Würstchen erinnert.

6. Man unterscheidet zwischen Kurzhaar, Langhaar und Rauhaar.

7. In der Jägersprache heißt dieses Tier „Teckel". Eine weitere Bezeichnung ist „Dachshund".

Antwort: Dackel

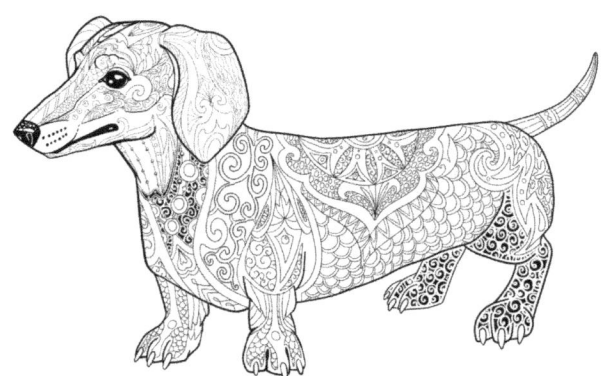

1. Je nach Art wird dieses Säugetier bis zu 700 kg schwer. Aufgerichtet kann es bis zu 3 Meter groß werden.

2. Mit Ausnahme des Menschen hat es keine natürlichen Feinde.

3. Je nach Art und Region dauert der Winterschlaf bis zu 6 Monate.

4. Typisch ist der stämmige Körperbau mit massigem Schädel und kräftigen Gliedmaßen mit langen, gefährlichen Krallen.

5. Als Teil des Berliner Wappens schreitet dieses Tier aufrecht mit ausgestreckter Zunge.

6. Grizzlys und Kodiaks sind die größten Vertreter dieser Tierart.

7. Wenn man jemandem eine Lügengeschichte erzählt, bindet man ihm dieses Tier auf.

8. Bei Kindern ist dieses Tier besonders beliebt als Teddy… oder Gummi…

Antwort: Bär

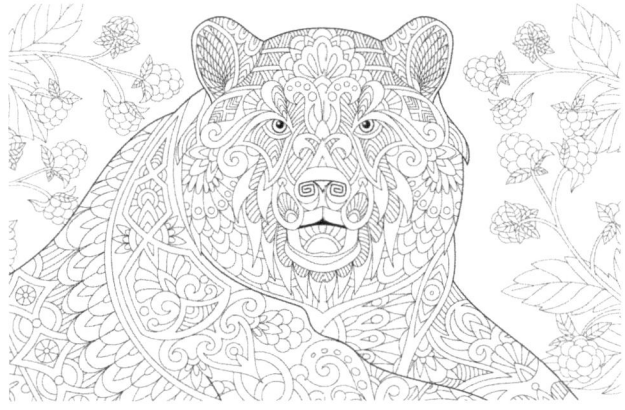

1. Gesucht wird ein Tier, das an großen Teichen, Süßwasserseen oder Süßwasserflüssen lebt.

2. In der Wildnis fliegt es als Zugvogel zum Überwintern nach Nordafrika.

3. Haustiere dieser Tierart haben ihre Fähigkeit, selbständig fliegen zu können, weitgehend verloren.

4. Es wird aufgrund seines Fleisches und seiner Federn als Nutztier gehalten.

5. Männchen werden als Ganter und Küken als Gössel bezeichnet.

6. Das gesuchte Tier ist ein Wasservogel mit grauen oder weißen Federn.

7. In Deutschland wird es als Festbraten an Sankt Martin und Weihnachten verzehrt.

8. In einem bekannten Kinderlied wird das Tier von einem Fuchs gestohlen und nicht mehr hergegeben.

Antwort: Gans

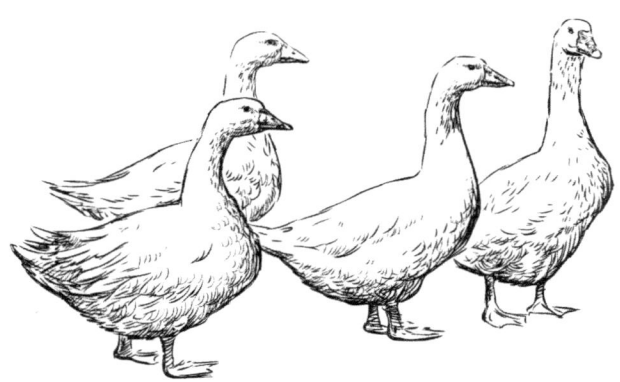

1. Auf der Speisekarte dieses Tieres stehen Fische, Krebse und Krabben. Die Beute fängt es während des Tauchens.

2. Typisch sind seine langen Barthaare und großen kugelrunden Augen.

3. Es bewegt sich im Wasser flink und beweglich, aber an Land wirkt es träge und behäbig.

4. Sein Lebensraum sind das Wattenmeer, Flussmündungen und Sandbänke. Die Hälfte seines Lebens verbringt es auf Sandbänken.

5. Jungtiere werden als „Heuler" bezeichnet, weil sie laut nach ihrer Mutter rufen, wenn diese nicht in der Nähe ist.

6. Auch wenn der Name vermuten lässt, dass es sich um einen Hund handeln könnte, so gehört das gesuchte Tier jedoch zur Familie der Robben.

Antwort: Seehund

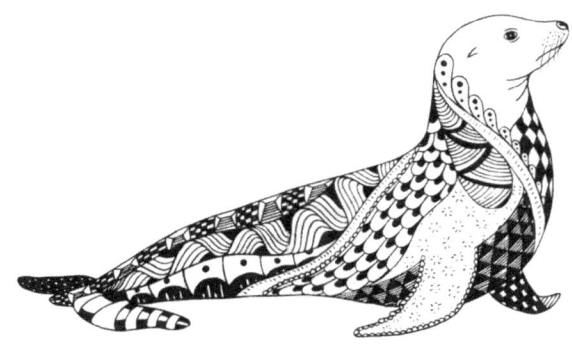

1. Das gesuchte Tier ist ein reiner Pflanzenfresser und verzehrt täglich über 100 Kilogramm Pflanzenmaterial.

2. Es ist vom Aussterben bedroht, weltweit gibt es nur noch 30.000 Tiere.

3. Die Tragzeit beträgt eineinhalb Jahre, nur die Schwangerschaft von Elefanten ist noch länger.

4. Ein Neugeborenes ist mindestens einen halben Meter hoch und bringt 80 Kilogramm auf die Waage.

5. Typisch ist seine massige, gedrungene Körperform mit kurzen Beinen.

6. Je nach Art hat es ein oder zwei Hörner an der Nase.

7. Ein anderer Name für dieses Tier ist Rhinozeros.

Antwort: Nashorn

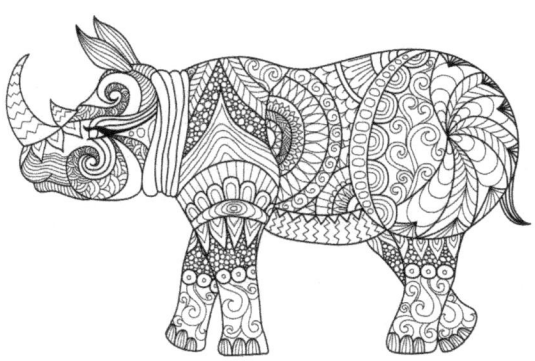

1. Gesucht wird ein nachtaktives Raub- und Wildtier, das zu den Säugetieren gehört.

2. Es ernährt sich von Pflanzen und kleinen Tieren. Hierzu gehören Maulwürfe, kleine Kaninchen, Mäuse, Insekten und Regenwürmer.

3. Sein Körperbau wirkt mit seinen kurzen Beinen gedrungen und erinnert an einen mittelgroßen Hund.

4. Es gräbt beeindruckende Bauten mit mehreren Stockwerken und Ein- und Ausgängen.

5. In seinem Bau verbringt es die kalte Jahreszeit und bringt Junge zur Welt.

6. Seine lang gezogene Schnauze erinnert an die eines Schweins.

7. Typisch für dieses Tier sind die schwarz-weißen Streifen auf dem Kopf.

Antwort: Dachs

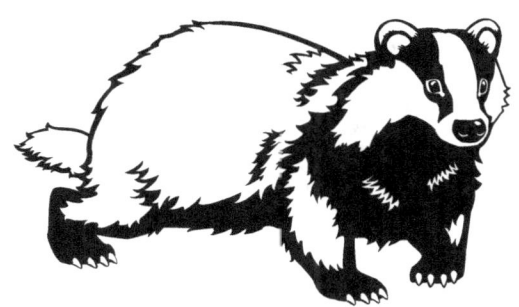

1. Das gesuchte Tier ist nachtaktiv, und man bekommt es am besten in der Dämmerung zu Gesicht.

2. Seine natürlichen Feinde sind Katzen, Füchse, Eulen und Marder.

3. Im Sommer findet man es auf Dachböden, in Scheunen, Kirchen oder Gebäudespalten.

4. Je nach Aufenthaltsort sorgt es für manchen Schreckmoment.

5. Es ist das einzige Säugetier, das fliegen kann.

6. Die Flügel sind schwarz, aber das Fell ist meistens heller.

7. Wenn es Pause macht, hängt es kopfunter an einem Ast.

8. Es ist keine Maus, obwohl der Name es vermuten lassen könnte.

Antwort: Fledermaus

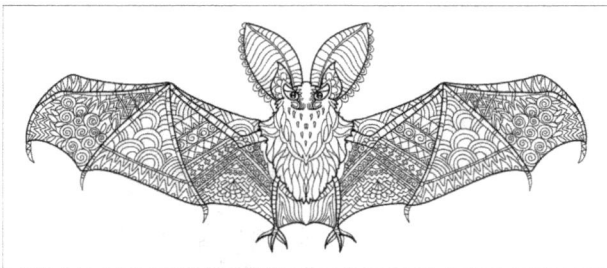

1. Gesucht wird ein Tier, das im Wasser lebt, aber kein Fisch ist.

2. Seine Vorfahren lebten an Land und waren Säugetiere.

3. Sein Herz ist so groß wie ein kleines Auto.

4. Je nach Art wird es bis zu 33 Meter lang.

5. Die Kommunikation mit seinen Artgenossen gelingt auch über große Entfernungen durch verschiedene Frequenztöne, was als Gesang bezeichnet wird.

6. Im Schlaf ruhen die Gehirnhälften abwechselnd, damit das Tier nicht ertrinkt.

7. Es taucht regelmäßig auf, um Luft zu schnappen, denn es hat wie ein Mensch Lungen und kann nicht unter Wasser atmen.

8. In dem bekannten Roman „Moby Dick" spielt es die Hauptrolle.

Antwort: Wal

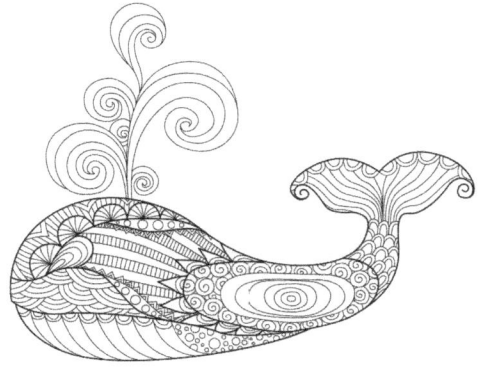

1. Das schwarzbraune Fell dieses Tieres ist dicht und borstig. Im Sommer trägt es die Borsten lang, im Sommer kurz.

2. Es lebt in Laub- und Mischwäldern sowie auf offenen Feldern. Zunehmend kommt es auch in bewohnte Gebiete, wo es in Vorgärten ein ziemliches Chaos veranstaltet.

3. Typisch sind seine messerscharfen Eckzähne, die kräftige Rüsselschnauze und sein gedrungener Körperbau.

4. Bei einem Waldspaziergang kann es plötzlich vor einem stehen, was ein angsteinflößendes Erlebnis ist.

5. Das Männchen heißt Keiler, das Weibchen Bache und das Kind Frischling.

6. Es ist der Vorfahre des Hausschweines und damit eines der ältesten Nutztiere.

Antwort: Wildschwein

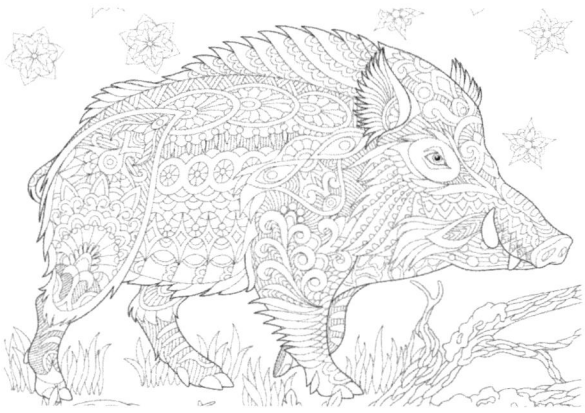

1. Dieses Tier gehört zu den Fluginsekten.

2. In einigen Ländern in Afrika und Südamerika ist dieses Tier eine Delikatesse und wird frittiert oder getrocknet verzehrt.

3. In der Landwirtschaft ist es sehr unbeliebt und wird bekämpft, denn in großen Schwärmen kann es in kurzer Zeit ganze Felder auffressen.

4. Je nach Art und Lebensraum hat es ein leuchtend grünes Erscheinungsbild oder eine schwarze oder graue Färbung.

5. Durch die schnelle Streckung seiner kräftigen Hinterbeine kann es weit springen.

6. Zu dieser Tierart zählen auch Grillen.

7. Es wird auch als „Grashüpfer" und „Heuhüpfer" bezeichnet.

Antwort: Heuschrecke

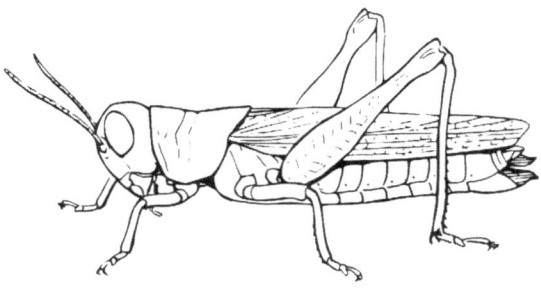

1. Gesucht wird ein intelligentes und geselliges Tier.

2. Es lebt in Gruppen zusammen, die von dem stärksten Männchen angeführt werden.

3. Die Gene dieser Tierart und die von Menschen sind zu fast 99 % identisch.

4. Sein Lebensraum sind hohe Bäume. Hier klettert es rauf und runter und springt von Ast zu Ast.

5. Der Alltag ist von gegenseitigem Lausen und Kraulen geprägt.

6. Je nach Art kann es wie ein Mensch auf zwei Beinen gehen.

7. Zu dieser Tierart gehören Gorillas, Schimpansen und Orang-Utans.

Antwort: Affe

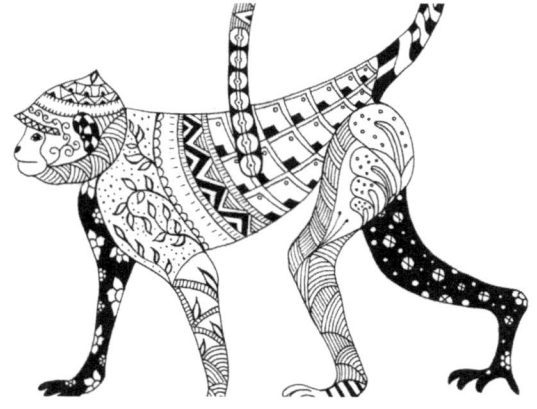

1. Gesucht wird ein sehr langes und schlankes Tier. Es kann bis zu zwei Meter lang werden.

2. Sein Lebensraum sind Seen und Flüsse.

3. Zur Fortpflanzung schwimmt es zurück an den Ort seiner Geburt. Hierfür kann es viele tausende Kilometer zurücklegen und ganze Ozeane durchqueren.

4. Nach dem Eierablegen stirbt es vor lauter Erschöpfung.

5. Je nach Art kann es seine Beute durch Elektrostöße töten.

6. Typisch sind seine winzigen und schleimigen Schuppen.

7. Das gesuchte Tier ist ein Fisch, sieht aber wie eine Schlange aus.

8. Gebraten und geräuchert soll es sehr schmackhaft sein.

Antwort: Aal

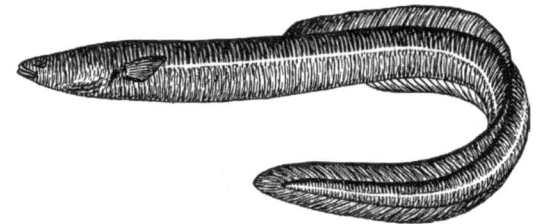

1. Gesucht wird ein Tier, das zur Familie der Hühnervögel gehört.

2. In tropischen Ländern ernährt es sich von jungen Schlangen.

3. Bei uns kann man dieses Tier in öffentlichen Parkanlagen und Zoos antreffen.

4. Aufgrund des langen Schwanzes können sich Männchen nur beschwerlich durch Fliegen fortbewegen.

5. Das schicke Federkleid leuchtet in strahlendem Blau, Grün und Gold.

6. Der wunderschöne Federschwanz des Männchens kann bis zu 1,5 Meter lang werden.

7. Um Weibchen zu beeindrucken oder Feinde abzuschrecken, schlägt das Männchen die Schwanzfedern zu einem prachtvollen Rad auf.

Antwort: Pfau

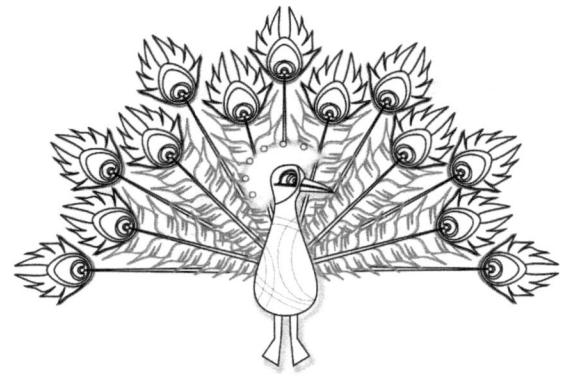

1. Gesucht wird ein Tier, das als typisch deutsch gilt.

2. Es gilt als äußerst tapfer, arbeitswillig, robust, wachsam und intelligent.

3. Seine Fellfarbe ist typischerweise schwarz mit braunen, gelben bis hellgrauen Maserungen.

4. Sein ursprüngliches Einsatzgebiet war das Hüten und Treiben von Schafherden.

5. Heute ist es ein ausgezeichneter Bewacher für Haus und Hof.

6. Fremden Menschen gegenüber verhält es sich sehr wachsam und mitunter auch überwachsam, was sich durch stimmgewaltiges Bellen zeigt.

7. Aufgrund seiner Hüteeigenschaften wird dieses Tier insbesondere als Polizeihund, Wachhund und Blindenhund eingesetzt.

Antwort: Schäferhund

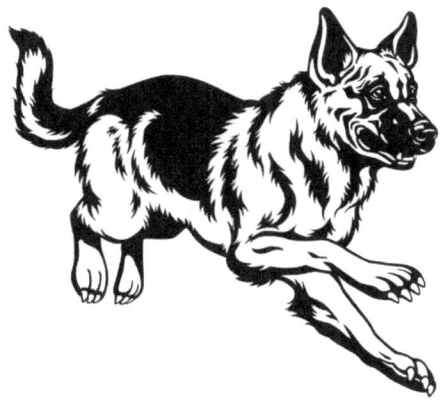

1. Dieses Tier hat nur wenige Freunde. Menschen fürchten es als Überträger von Krankheiten.

2. Seine natürlichen Feinde sind Katzen, Füchse, Eulen und Marder.

3. Seine Fellfarbe ist grau, hellbraun, schwarz oder weiß.

4. Es vermehrt sich rasend schnell. Aus einem Pärchen können in einem einzigen Jahr mehrere Tausend Nachkommen hervorgehen.

5. Das gesuchte Tier ist ein Nager und gehört zur Familie der Langschwanzmäuse.

6. Es ist ein guter Schwimmer und kann daher optimal in Kanalisationen leben.

7. Wenn sich ein negatives Ereignis ankündigt, sagt man auch „Die R...... verlassen das sinkende Schiff".

Antwort: Ratte

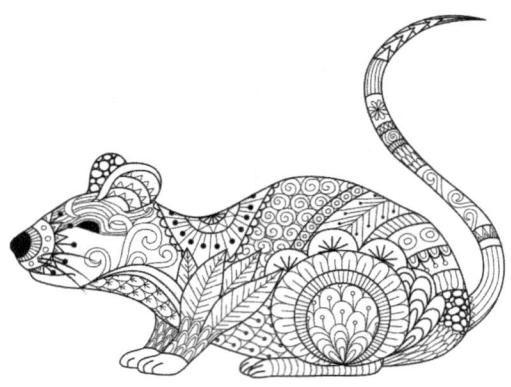

1. Das gesuchte Tier lebte schon lange Zeit vor den Dinosauriern.

2. Weltweit gibt es über 500 verschiedene Arten.

3. Dieses Tier braucht keinen Zahnarzt, denn seine Zähne wachsen immer wieder nach. So werden im Laufe des Lebens bis zu 30.000 Zähne verbraucht.

4. Das Skelett besteht nicht aus Knochen, sondern aus Knorpeln. Somit gehört das Tier zu den Knorpelfischen.

5. Wenn es an der Wasseroberfläche schwimmt, kann man es an der dreieckigen Rückenflosse erkennen.

6. Es gehört zu den gefährlichsten Fischen und hat den Ruf, ein gefräßiges Monster zu sein.

7. Sobald es sich in der Nähe eines Strandes aufhält, besteht Badeverbot.

Antwort: Hai

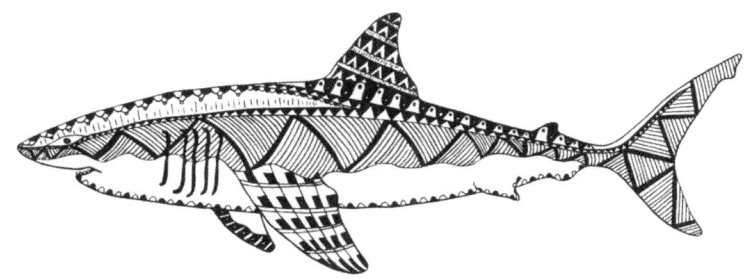

1. Je nach Art wird dieses Tier zwischen 1 cm und 4 Meter groß.

2. Es ernährt sich von Fischen, Algen, Weichtieren und Aas.

3. Außerdem frisst es jüngere Artgenossen und ist somit ein Kannibale.

4. An Land bewegt es sich seitwärts fort.

5. Durch seine panzerartige Körperform mit mehreren Beinen und Antennen erinnert es an Tiere aus vergangenen Zeiten.

6. Typisch sind seine zwei Scheren, die es zur Verteidigung und im Kampf gegen Artgenossen einsetzt.

7. Der gesuchte Tiername bezeichnet auch ein Sternzeichen und zwar vom 22. Juni bis 22. Juli.

Antwort: Krebs

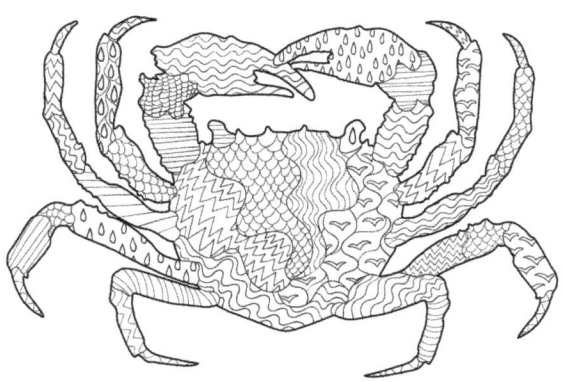

1. Gesucht wird ein Tier, das täglich bis zu 8 kg Fleisch verzehrt.

2. In der Wildnis ernährt es sich von Hirschen, Elefanten, Büffeln, Wildschweinen oder Antilopen.

3. Das gesuchte Tier ist vom Aussterben bedroht.

4. Es gibt keine natürlichen Feinde. Menschen jagen das Tier trotz vieler Verbote aber noch immer.

5. Die meisten seiner Art leben in Asien, eine Unterart lebt in Sibirien.

6. In Sibirien lebt das größte Mitglied dieser Raubkatzen und kann bis zu 500 kg schwer werden.

7. Typisch ist sein Fell mit senkrechten schwarzen Streifen auf goldgelbem bis rotbraunem Grund.

Antwort: Tiger

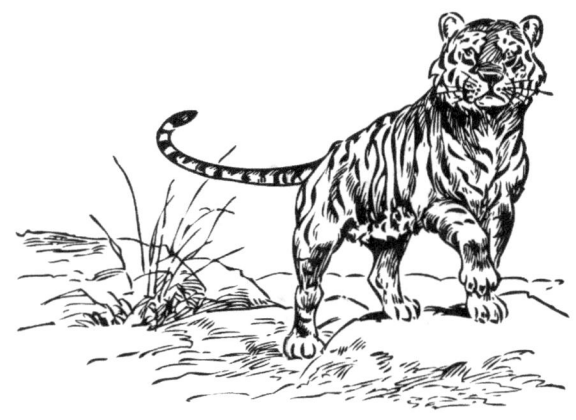

1. Gesucht wird ein Tier, das im alten China in Adelskreisen als Haustier verbreitet war und verehrt wurde.

2. Das einfarbige Fell in den Farben schwarz, grau oder beige ist kurz und seidig schimmernd.

3. Seine Körperform ist gedrungen und kompakt, wobei der Kopf überdimensioniert groß wirkt.

4. Typisch sind grunzende Geräusche während des Schlafs.

5. Charakteristisch sind seine platte Schnauze, das Ringelschwänzchen und die Falten im Gesicht.

6. Loriot sagte gerne „Ein Leben ohne … ist möglich, aber sinnlos".

7. Dieser Hund neigt zu Übergewicht und sieht dann mopsig aus.

Antwort: Mops

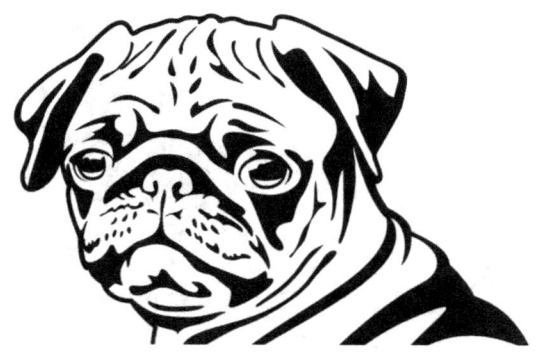

1. Dieses Tier lebt in sumpfreichen Laub-, Nadel- und Mischwäldern in nordischen Ländern.

2. Es kann schwimmen, tauchen und Moore und Sümpfe durchwandern ohne einzusinken.

3. Seine natürlichen Feinde sind Wölfe, Bären und Pumas.

4. Es ist Vegetarier, und auf seinem Speiseplan stehen Baumrinden, Baumtriebe, Blätter, dünne Zweige und Knospen.

5. Das Männchen wiegt bis zu 800 Kilogramm, das Weibchen nur die Hälfte.

6. Typisch ist das große schaufelförmige Geweih des Männchens, das mit zunehmendem Alter immer größer wird.

7. Das gesuchte Tier ist die größte Hirschart der Welt, unterscheidet sich von anderen Hirschen aber durch die sehr lange Kopfform und das schaufelartige Geweih.

Antwort: Elch

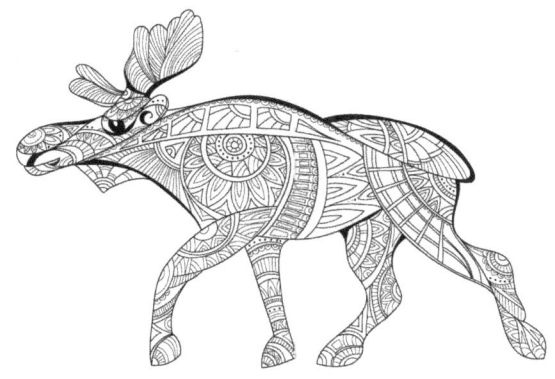

1. Das gesuchte Tier wird als Reit-, Zug- und Lastentier verwendet.

2. Typisch ist die stämmige Körperform mit kurzen, kräftigen Beinen.

3. Mit dem gesuchten Tiernamen wird auch eine bestimmte Frisur bezeichnet.

4. Viele kleine Mädchen träumen von diesem Tier.

5. Es hat eine dickere Mähne und einen dichteren Schweif als ein Pferd.

6. Kinder lieben das Reiten auf diesem Tier.

7. Das gesuchte Tier ist ein kleines Pferd bis zu einem Stockmaß von 1,48 Meter.

Antwort: Pony

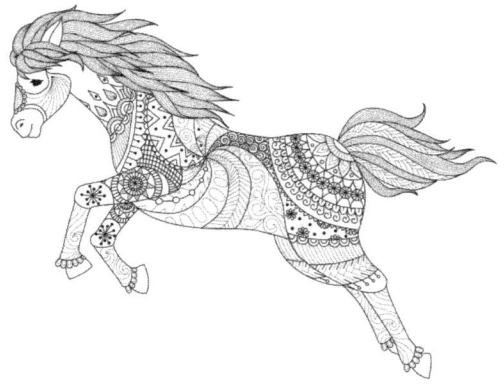

1. Gesucht wird ein Tier, das an salzigen Seen wohnt, die nur von wenigen Pflanzen umgeben sind.

2. Es ernährt sich von Algen und Krebstieren.

3. Sein Schnabel ist markant und nach unten abgeknickt. Der Schnabel wirkt sehr klobig im Vergleich zum feingliedrigen Körperbau.

4. Es kann auf einem Bein schlafen.

5. Das gesuchte Tier ist eine Vogelart und kann erst fliegen, wenn es genug Anlauf nimmt.

6. Die Farbe des Tieres wird durch das Futter beeinflusst. Die darin enthaltenen Farbpigmente färben das Tier rosa.

Antwort: Flamingo

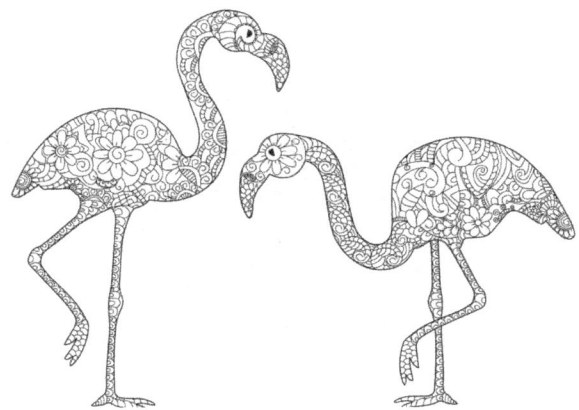

1. Dieses gesuchte Tier mag der Mensch gar nicht und ruft einen Schädlingsbekämpfer auf den Plan.

2. Es handelt sich um ein Blut saugendes Insekt, das nur ein Jahr alt wird.

3. Es wird nur bis zu 8 Millimeter groß, aber kann mit bloßem Auge erkannt werden.

4. Typisch sind seine rotbraune, flache Körperform und sechs behaarte Beine.

5. Man erkennt dieses Tier an einem typischen abstoßenden, süßlichen Geruch, den es über seine Stinkdrüsen absondert.

6. Es lebt bevorzugt in der Nähe von menschlichen Schlafplätzen und ist hier meistens im Bett anzutreffen, wo es nachts den Menschen beißt, um Blut zu saugen.

7. In einem beliebten Kinderlied spielt es eine Hauptrolle: „Auf der Mauer, auf der Lauer sitzt ne kleine ….“

Antwort: Wanze

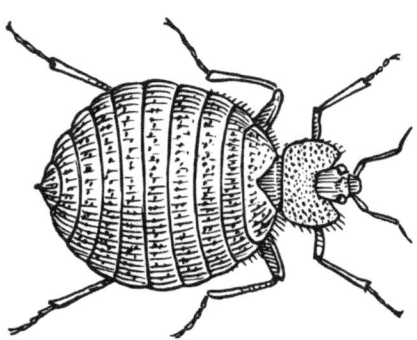

1. Gesucht wird das größte an Land lebende Raubtier.

2. Die Fellhaare sind transparent und innen hohl.

3. Sein bis zu 30 cm dickes Fell ist weiß, aber die Haut ist schwarz.

4. Auf seinem Speiseplan stehen Seehunde und Robben.

5. Es kann ohne Pause bis zu 100 Kilometer weit schwimmen.

6. In einer Höhle aus Schnee hält das Weibchen seine Winterruhe und bringt Junge zur Welt.

7. Sein Lebensraum ist die Arktis, wo es bis auf eine Entfernung von 200 Kilometern bis an den Nordpol herankommt.

8. Es ist eng mit dem Braunbären verwandt.

Antwort: Eisbär

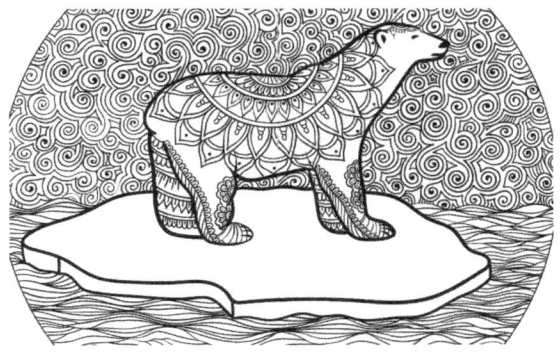

1. Dieses gesuchte Tier kann extreme Temperaturen zwischen minus 35 °C und plus 45 °C ertragen.

2. Es verfügt über 3 verschiedene Mägen.

3. Die schlitzförmigen Nasenlöcher können verschlossen werden, um die Nase vor Sand zu schützen.

4. Es wird auch als Wüstenschiff bezeichnet und kann bis zu einem Monat ohne Wasser auskommen.

5. Lange Zeit war es nur mit Hilfe dieses Tieres möglich, Wüsten zu durchqueren.

6. In seinen Höckern speichert es Fettreserven und kein Wasser, wie viele Leute glauben.

7. Eine bekannte Zigarettenmarke trägt auch diesen Namen.

Antwort: Kamel

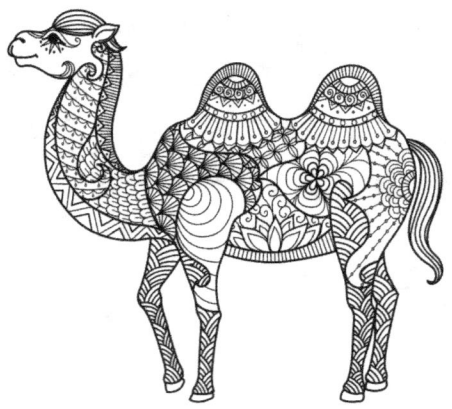

1. Das gesuchte Tier ist außer in der Antarktis auf allen Kontinenten anzutreffen. Sein Lebensraum ist immer in der Nähe von Wasser.

2. Es ernährt sich hauptsächlich von Fischen, aber auch Krebse, kleine Vögel und Schildkröten stehen auf seinem Speiseplan.

3. Mit einem Gewicht von bis zu 12 Kilogramm ist es der schwerste flugfähige Vogel. Um fliegen zu können, nimmt dieser Vogel Anlauf und schlägt kräftig mit den Flügeln.

4. Ohne Pause kann dieser Vogel 24 Stunden lang oder 500 Kilometer weit fliegen.

5. Sein Erkennungszeichen ist der außerordentlich lange Schnabel mit einem großen Hautbeutel, den dieses Tier zum Fang seiner Beute einsetzt.

6. Der Hautbeutel ist mit dem unteren Schnabel verbunden und so groß, dass bis zu 11 Liter Wasser hineinpassen.

7. Viele Füllfederhalter heißen auch so wie dieser Vogel.

Antwort: Pelikan

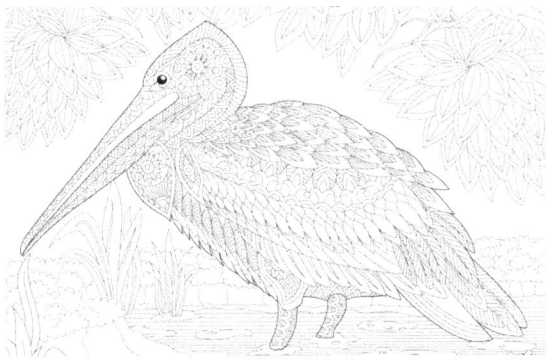

1. Ursprünglich bestand die Aufgabe dieses Tieres darin, Vögel in Gewässern und Sumpflandschaften zu apportieren.

2. Es kommt eigentlich aus Frankreich, wo es „Caniche" genannt wird, was so viel heißt wie „Entenhund" und sich auf die frühere Tätigkeit bei der Wasservogeljagd bezieht.

3. Sein Fell ist einfarbig schwarz, braun, weiß, silber oder hellbeige.

4. Typisch ist das üppige wollige und lockige Fell, mit dem es regelmäßig zum Friseur gehen muss.

5. Aufgrund der unterschiedlichen Größen unterscheidet man zwischen Zwerg-, Klein- und Großvarianten.

6. Heute ist dieser Rassehund eher als ein verwöhnter Schoßhund bekannt und nicht mehr als Apportierhund von Wasservögeln.

Antwort: Pudel

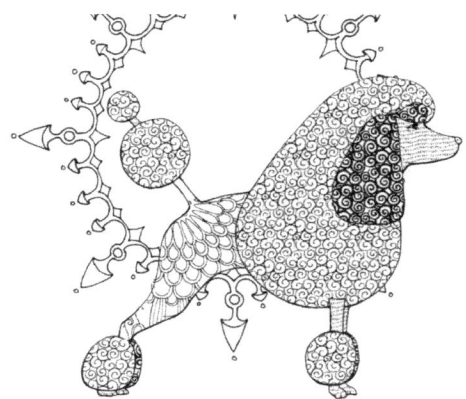

1. Tagsüber ist dieses Tier mit seiner braunen Körperfarbe unscheinbar. Die eigentliche Pracht dieses winzigen Tierchens zeigt sich erst bei Dunkelheit.

2. Es gehört zu den wenigen Tieren, die in der Lage sind, Licht zu produzieren.

3. Auf seinem Speiseplan stehen Pollen, Nektar und kleine Insekten.

4. Da dieses Tier nachtaktiv ist, sendet es Licht aus, um von dem anderen Geschlecht gefunden zu werden.

5. Nicht der ganze Körper, sondern nur das Hinterteil strahlt Licht ab.

6. Obwohl der Name vermuten lässt, dass das gesuchte Tier ein Würmchen sein könnte, so gehört es dennoch zu den Käfern.

7. Eine andere Bezeichnung für dieses Tier ist „Leuchtkäfer".

Antwort: Glühwürmchen

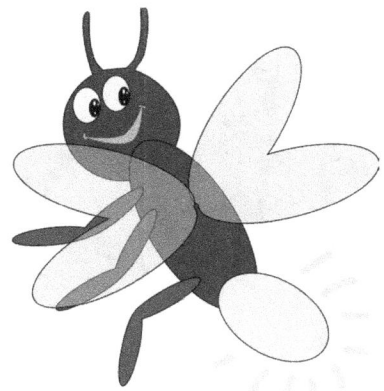

1. Dieses gesuchte Tier lebt nur auf der südlichen Halbkugel.

2. Es gibt 17 verschiedene Arten, die aber alle am Bauch weiß und auf dem Rücken dunkel sind.

3. Hauptsächlich lebt dieses Tier in der Antarktis, in Argentinien, Chile, Australien, Neuseeland und Südafrika.

4. Es gehört zwar zu den Vögeln, hat aber im Laufe der Evolution seine Flugfähigkeit eingebüßt.

5. Mithilfe des dichten Federnkleides und einer dicken Fettschicht kann es Temperaturen von bis zu minus 40 °C aushalten.

6. Die Flügel nutzt es zum Schwimmen im Wasser.

7. Es steht und geht aufrecht wie ein Mensch, hat Flossen wie ein Fisch und Federn wie ein Vogel.

8. Typisch ist die schwarz-weiße Körperfarbe, die an einen Frack erinnert.

Antwort: Pinguin

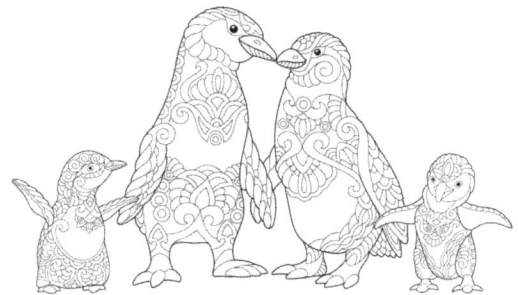

1. Der Lebensraum von diesem gesuchten Tier sind Bach- und Flussufer, Wälder, Wiesen, Parkanlagen und Gärten mit möglichst vielen Versteckmöglichkeiten.

2. Typisch ist der beinlose, glatte und schuppige Körperbau.

3. Obwohl das gesuchte Tier auf den ersten Blick wie eine Schlange aussieht, ist es keine.

4. Im Unterschied zur Schlange hat es bewegliche Augenlider, und sein Kopf ist nicht vom restlichen Körper abgesetzt.

5. Seine Nahrung besteht ausschließlich aus lebenden Tieren wie Spinnen, Regenwürmern und Insekten.

6. Es ist eine Eidechse ohne Beine, denn diese haben sich im Laufe der Evolution zurückgebildet.

7. Der Name lässt vermuten, dass dieses schlangenähnliche Tier blind sein könnte, aber es kann trotzdem sehen.

Antwort: Blindschleiche

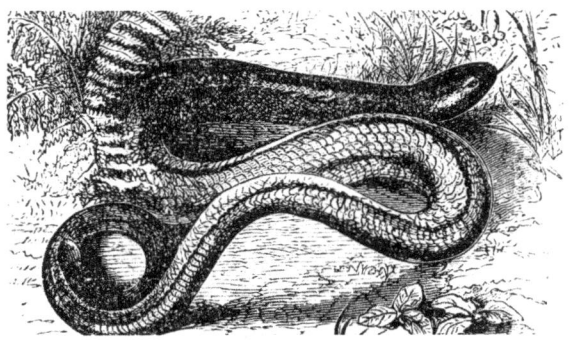

1. Das gesuchte Tier lebt in allen Meeren der Welt und ist wirbellos.

2. Es erfreut sich keiner großen Beliebtheit.

3. Es gibt weltweit ca. 950 verschiedene Arten, von denen nur einige gefährlich sind.

4. Sein Lebensraum sind sandige und felsige Untergründe und Gewässer bis zu einer Tiefe von 90 Metern.

5. Seine Stacheln können nicht nur Schmerzen verursachen, sondern je nach Art auch Gift spritzen.

6. Beim Baden wird es leicht übersehen, sodass man aus Versehen auf eines dieser Tiere treten kann – mit schmerzlichen Folgen für die Füße.

7. Obwohl man aufgrund seines Namens meinen könnte, das Tier würde zur Familie der Igel gehören, so hat es damit nichts zu tun.

Antwort: Seeigel

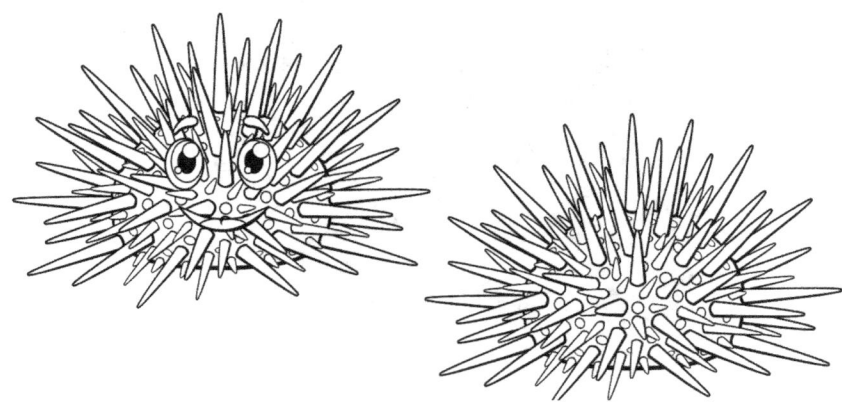

1. Dieses Tier kommt ursprünglich aus Amerika, es ist in zwischen aber auch bei uns weit verbreitet.

2. In Deutschland leben schätzungsweise 500.000 Tiere dieser Art in der freien Wildbahn und zunehmend auch in bewohnten Gebieten.

3. Sein Fell ist schwarz-weiß-braun.

4. Es ernährt sich von Würmern, Insekten, Vogeleiern und Nüssen.

5. In Wohngebieten geht es in Grünanalagen und Mülltonnen auf Nahrungssuche.

6. Gerne hält es sich auf Dachböden auf, wo es sich Schlaf- und Wurfverstecke sucht.

7. Typisch sind seine Augenmaske mit schwarzer Zeichnung und das Ringelmuster am Schwanz.

8. Es ist mit Nasenbären und Pandabären eng verwandt.

Antwort: Waschbär

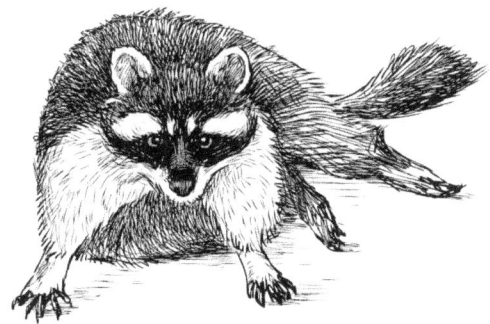

1. Das gesuchte Tier gehört zu den Reptilien und Kriechtieren.

2. Es lebt hauptsächlich dort, wo es sonnig und trocken ist.

3. Je nach Art lebt es auf dem Boden, in Felsspalten, Mauerritzen oder auf Bäumen.

4. Es wird zwischen 12 und 90 Zentimeter groß.

5. Seine natürlichen Feinde sind Vögel und Schlangen.

6. Es verändert seine Körpertemperatur abhängig von seiner Umgebung.

7. Je nach Art frisst es seine eigenen Artgenossen.

8. Typisch sind die schlanke Körperform, der lange Schwanz und die 4 seitlichen Vorder- und Hinterbeine.

Antwort: Eidechse

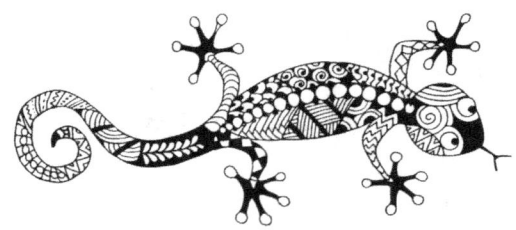

1. Je nach Art ist die Farbe dieses Tieres grau, bräunlich, grünlich oder gelb.

2. Typisch sind die hell silbrigen Seiten und der mit dunklen Punkten übersäte Rücken.

3. Der lange, schlanke Körper kann eine Länge von bis zu 80 Zentimetern erreichen.

4. Es trägt am ganzen Körper winzige Schuppen.

5. Je nach Art lebt es in kalten Gewässern von Bächen, Seen oder Meeren.

6. Das gesuchte Tier gehört zur Familie der Lachsfische.

7. Das Tier ist ein beliebter Fisch in der deutschen Küche, der dann meistens aus einer Zucht mit Bachläufen stammt.

8. Wenn man diesen Fisch nach „Müllerin-Art" zubereitet, wird er in Mehl gewendet und in Butterschmalz gebraten.

Antwort: Forelle

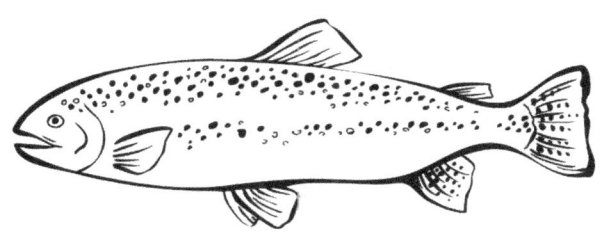

1. Das gesuchte Tier stammt ursprünglich aus Südamerika.

2. Es gelangte mit den Schiffen von Seefahrern nach Europa.

3. Das typische Quieken erinnert an das von kleinen Schweinen.

4. Das Fell ist bunt gemischt mit den Farben weiß, schwarz, braun und ocker.

5. Die Nahrung besteht aus Nüssen, Früchten, Gras und Blättern.

6. Es ist sehr pflegeleicht und anspruchslos und daher ein beliebtes Haustier für kleine Kinder.

7. Es ist kein Schweinchen und lebt auch nicht im Meer, obwohl man es bei diesem Namen vermuten könnte.

Antwort: Meerschweinchen

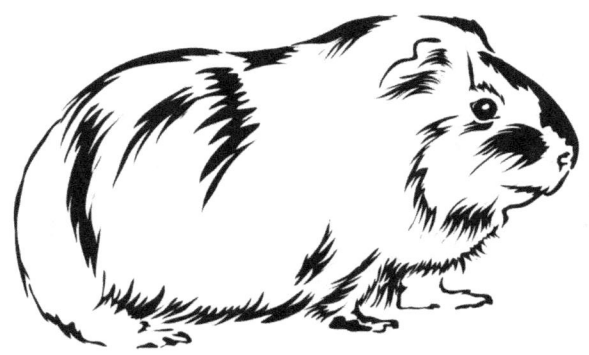

1. Auf dem Speiseplan von diesem Tier stehen junge Blätter und Triebe, Knospen und Gräser.

2. Es ist ein Fluchttier und stets auf der Suche zur Deckung, weil es sich gegen Feinde nicht verteidigen kann.

3. Es lebt auf Wiesen und in Wäldern, wo man es mit ein bisschen Glück hauptsächlich am frühen Morgen und am frühen Abend zu Gesicht bekommen kann.

4. Das Weibchen heißt Ricke, das Jungtier heißt Kitz.

5. Das Männchen trägt ein kleines Geweih.

6. Typisch für ein Kitz ist das gescheckte Fellmuster mit weißen Flecken. Es wird auch liebevoll „Bambi" genannt.

Antwort: Reh

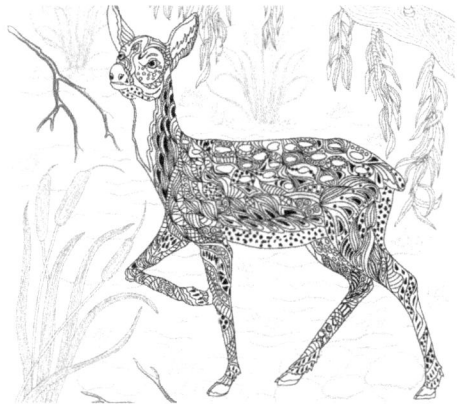

1. Gesucht wird ein echtes Bodentier, das sich von Pflanzenabfällen ernährt und den Boden dadurch mit Nährstoffen bereichert.

2. Je nach Art ist seine Körpergröße zwischen einigen Millimetern und 30 Zentimetern groß.

3. Sein Lebensraum ist feucht und dunkel. Es lebt in morschem Holz, unter Baumrinden und Steinen, im Kompost oder Unterholz im Wald.

4. Sein Körper besteht aus vielen gleichartigen Körperringen.

5. Am Kopf trägt es zwei Fühler, die wie Antennen aussehen.

6. Bei diesem Tier ist der Name Programm, denn es heißt so, weil es sehr viele Füße hat. Allerdings übertreibt der Name etwas, denn es sind keine 1.000 Füße, sondern maximal 750.

Antwort: Tausendfüßer

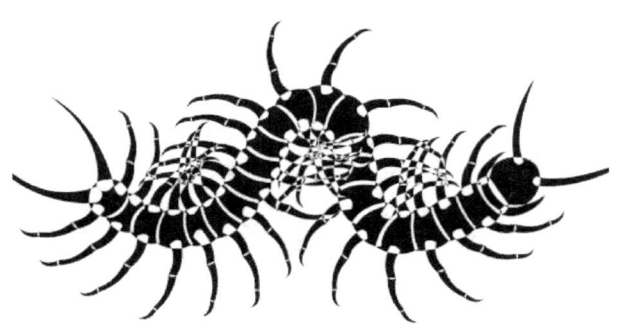

1. Gesucht wird ein Tier, das ein Vermehrungskünstler ist, denn in kurzer Zeit kann es mehrere Millionen Nachkommen produzieren.

2. Es ernährt sich von Algen, Krebsen, Fischen und Plankton.

3. Seine Feinde sind Schildkröten, Fische und Delfine.

4. Es ist durchsichtig und besteht zu 99 % aus Wasser.

5. Seine Beute fängt es mit Tentakeln, an deren Enden sich Gift befindet.

6. Sein Erscheinungsbild ist meistens weiß und glibberig.

7. Sein harmloses Äußeres täuscht darüber hinweg, dass es je nach Art sehr gefährlich sein kann. Dort, wo bestimmte Arten im Meer anwesend sind, besteht Badeverbot.

Antwort: Qualle

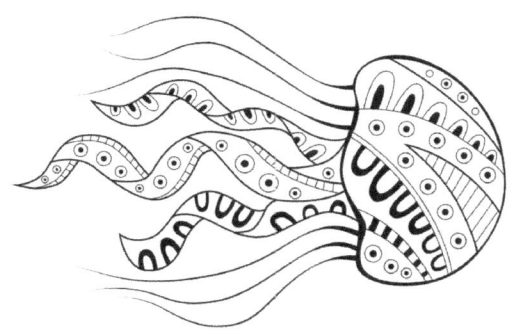

1. Seinen Ursprung hat dieses Tier in Europa, aber inzwischen ist es in fast jedem Land auf der Erde anzutreffen.

2. Mit seinem starken Schnabel kann es harte Samen und Körner aufbrechen.

3. Es ist sehr anpassungsfähig und lebt heute in vielen Dörfern und Städten. Keine noch so zubetonierte und baumarme Stadt ist ihm zu lebensfeindlich.

4. Das Männchen erkennt man an seinen weißen Wangen und dem schwarzen Latz.

5. Gebrütet wird bevorzugt in Gebäudenischen.

6. Das gesuchte Tier ist nicht nur der bekannteste, sondern auch der am weitesten verbreitete Singvogel.

7. Eine andere Bezeichnung für dieses Tier ist „Haussperling".

8. Der gesuchte Name dieses Tieres wird auch gerne als Kosename verwendet.

Antwort: Spatz

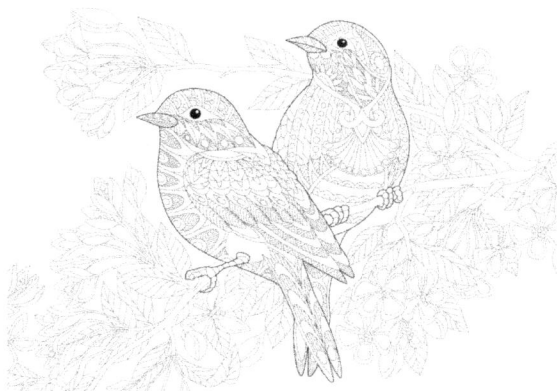

1. Gesucht wird ein kleines pelziges Tier, das behäbig und gemütlich durch die Luft fliegt.

2. Das Weibchen verfügt über einen Stachel, den es aber nur bei großer Gefahr einsetzt.

3. Im Unterschied zu einigen anderen Insekten hat der Stachel keinen Widerhaken und kann immer wieder zum Einsatz kommen.

4. Das gesuchte Tier ist ein Bestäuber und fliegt von Blüte zu Blüte.

5. Es lebt in einer hierarchischen Gemeinschaft. Hier gibt es Hofdamen, Sammlerinnen, Wabenputzer und Larvenpfleger.

6. Die Königin überwintert, indem sie sich in den Boden eingräbt. Die restlichen Tiere aus der Gemeinschaft sterben im Herbst.

7. Aufgrund seiner schwarz-gelben Maserung wird es häufig mit Bienen und Wespen verwechselt.

Antwort: Hummel

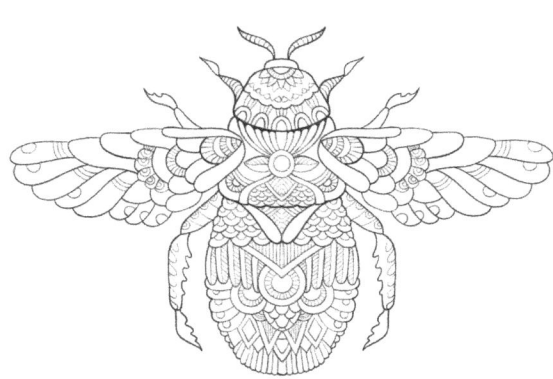

1. Gesucht wird eines der ältesten Haustiere des Menschen.

2. Seine Milch ist die erste Tiermilch, die von Menschen verzehrt wurde. Es wird auch als Kuh des kleinen Mannes bezeichnet.

3. Es liefert dem Menschen nicht nur Milch, sondern auch Fleisch, Leder und seidige Wolle.

4. Sein markantes Aussehen ist durch Hörner, einen Bart und ein winziges Schwänzchen gekennzeichnet.

5. Je nach Alter und Geschlecht heißen die Familienmitglieder Bock, Geiß, Kitz oder Zicklein.

6. Obwohl das Tier sehr schlau ist, wird sein Name auch als Beleidigung genutzt. Man sagt dann zum Beispiel „Du blöde Z….“

Antwort: Ziege

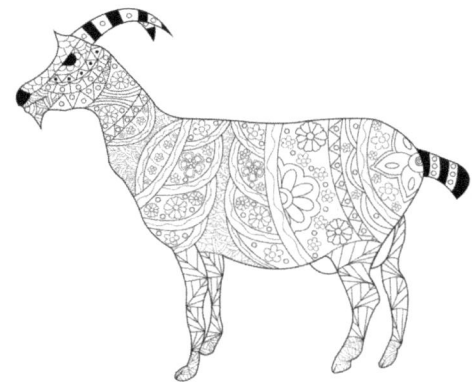

1. Das gesuchte Tier gehört zu den Spinnentieren.

2. Es versteckt sich gerne in Mauer- und Felsenritzen sowie unter Steinen.

3. Typisch für sein Aussehen sind zwei Scheren, die an Krebstiere erinnern.

4. Weltweit gibt es etwa 1.400 verschiedene Arten, aber nur ca. 50 davon sind für den Menschen gefährlich.

5. Am Hinterleib befindet sich ein giftiger Stachel, mit dem es Beutetiere erlegen kann. Je nach Art kann ein Stich auch für den Menschen tödlich ausgehen.

6. Der gesuchte Tiername bezeichnet auch ein Sternzeichen und zwar vom 24. Oktober bis 22. November.

Antwort: Skorpion

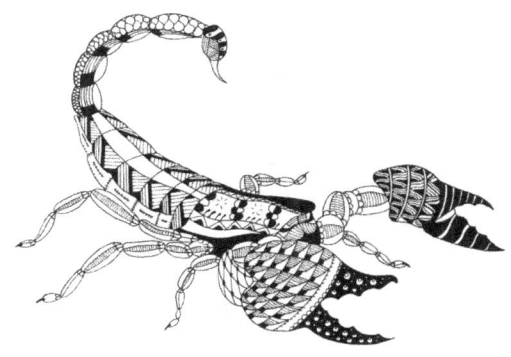

1. Das gesuchte Tier ist ein Säuge- und Raubtier und nur auf dem amerikanischen Kontinent anzutreffen.

2. Auf seinem Speiseplan stehen Schlangen, Vögel, Hasen, Früchte und Nüsse.

3. Typisch ist sein schwarz-weißes Fell, das der Abwehr von Feinden dienen soll.

4. Seine natürlichen Feinde sind Bären und Raubkatzen.

5. Es wird zur Familie der Mader gezählt.

6. Auf eine Entfernung von bis zu 6 Metern bespritzt es seine Feinde mit einer stinkenden Flüssigkeit, sodass diese die Flucht ergreifen.

7. Auf diese Fähigkeit, seine Feinde mit einem übel stinkenden Sekret zu verscheuchen, wird der Name dieses Tieres zurückgeführt.

Antwort: Stinktier

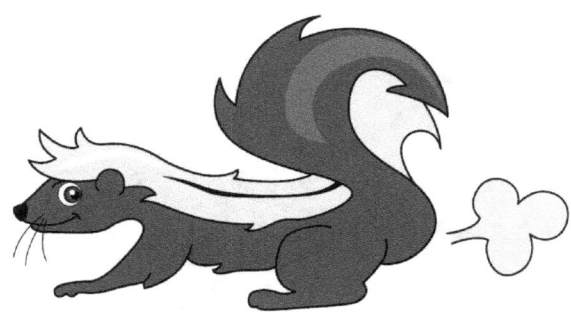

1. Dieses Tier hat keine Freunde, und es loszuwerden, ist nicht ganz einfach.

2. In der Natur lebt es in der Nähe von Vogelnestern und Bauten von Säugetieren, denn hier findet es Haare und Federn als Nahrung.

3. Sein Lebensraum sind außerdem dunkle Räume, in denen es gute Nahrungsquellen findet.

4. Auf seinem Speiseplan stehen Leckereien aus dem Vorratsschrank wie Nudeln, Reis, Mehl, Haferflocken, Kakao und Trockenfrüchte.

5. Je nach Art mag es auch alles aus Naturfasern. Dazu gehören Möbel aus Wollstoffen, Kleidungsstücke, Pelze, Felle und Teppiche.

6. Um den Kleiderschrank vor diesem Tier zu schützen, legt man ein Stoffsäckchen mit Lavendel hinein.

7. Es gehört zur Familie der Nachtfalter.

Antwort: Motte

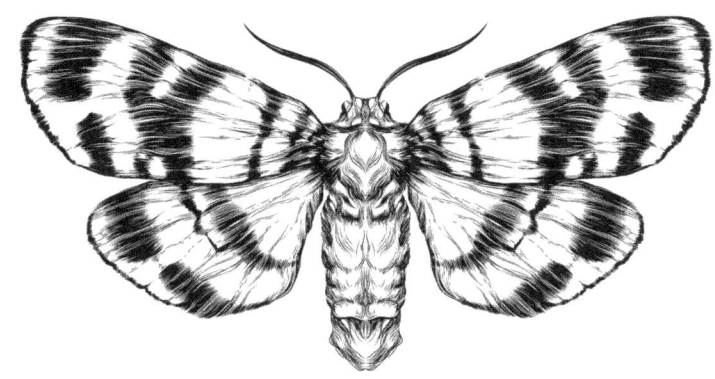

1. Das gesuchte Tier lebt in Regenwäldern in Mittel- und Südamerika. Einige Arten leben auch in Australien.

2. In der Regel lebt es in großen Schwärmen.

3. Es lebt monogam, sodass es ein Leben lang mit seinem Partner zusammenbleibt.

4. Charakteristisch ist das laute Kreischen und Pfeifen, wo durch man das Tier schon von Weitem hört.

5. Typisch ist sein farbenprächtiges Gefieder, das es in allen erdenklichen Farben gibt.

6. Obwohl es ein Vogel ist, spielt das Fliegen in seinem Leben eher eine untergeordnete Rolle.

7. Je nach Art kann es die menschliche Sprache nachahmen und wird deswegen gerne als Haustier gehalten.

Antwort: Papagei

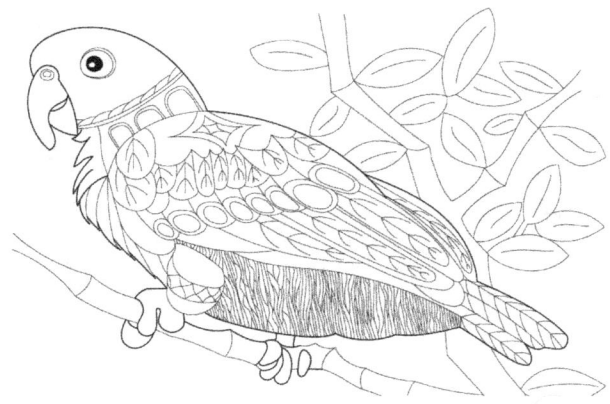

1. Als Klettertier lebt dieses Tier an kargen Steinhängen in hohen Gebirgen in Europa, Asien und Afrika.

2. Es ist ein anspruchsloser Pflanzenfresser und ernährt sich von Moosen, Gräsern und Kräutern.

3. Sein Erkennungsmerkmal sind zwei kräftige, nach hinten schwingende Hörner. Die des Männchens können bis zu 15 Kilogramm schwer und 1 Meter lang werden.

4. Anhand von Ausbuchtungen an den Hörnern lässt sich das Alter des Tieres ermitteln.

5. Das Männchen heißt Bock, das Weibchen Geiß und das Jungtier Kitz.

6. Der gesuchte Tiername bezeichnet auch ein Sternzeichen und zwar vom 22. Dezember bis 20. Januar. Dieses Sternzeichen steht für Ausdauer und Genügsamkeit - Eigenschaften, die auch auf das gesuchte Tier zutreffen.

Antwort: Steinbock

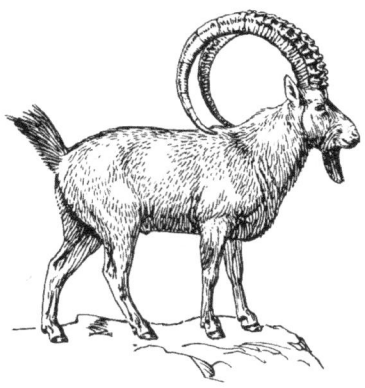

1. Die meisten Mitglieder dieser Tierart leben in flachen Gewässern, nur wenige leben in der Tiefsee.

2. Es ist ein Aasfresser, verzehrt aber auch gerne Muscheln, Algen und Schnecken.

3. Je nach Art wird es nur wenige Zentimeter oder bis zu einem Meter groß.

4. Es verfügt über keine typischen Sinnesorgane wie Augen, Nase und Ohren. Stattdessen hat es primitive Sinneszellen, mit denen es auf Berührungen, Licht und Temperaturen reagiert.

5. Meistens ist dieses Tier ungefährlich, aber einige Arten besitzen Giftstacheln, die bei Berührung Schmerzen und Lähmungen auslösen können.

6. Je nach Art hat es zwischen 5 und 23 Armen. Wenn einer davon verlorengeht, kann dieser nachwachsen.

7. Mit ein bisschen Glück kann man dieses Tier am Strand finden.

Antwort: Seestern

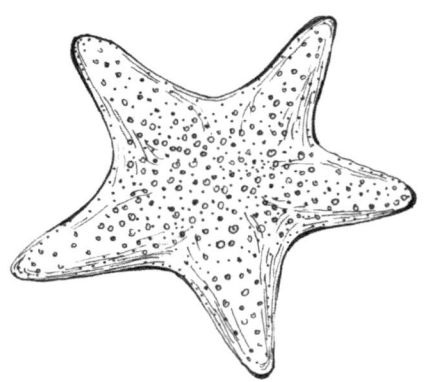

1. Dieses Tier hat einen glänzenden, schwarzblauen Panzer.

2. Sein Lebensraum sind Wälder, Wiesen und Steppen.

3. Viele Menschen ekeln sich vor diesem Tier, weil es ein Kotfresser ist.

4. Dass sich an seiner Unterseite gelbe Milben anhaften und diese mit umhergetragen werden, macht dieses Tier nicht appetitlicher.

5. Es ist ein Insekt und kann fliegen, aber aufgrund des relativ hohen Körpergewichts bewegt es sich nur sehr träge in der Luft.

6. Sein lateinischer Name ist Geotrupes stercorarius, was übersetzt heißt "Erdbohrer, der ausmistet".

7. Es ernährt sich vom Kot bzw. Mist von Kühen, Schweinen und Pferden, wovon sich auch der deutsche Name dieses Käfers ableitet.

Antwort: Mistkäfer

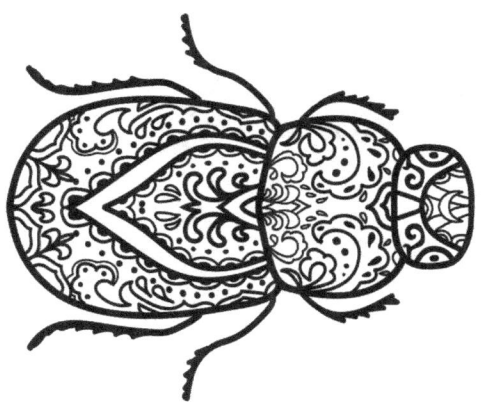

1. Das gesuchte Tier ist für seine Geschwindigkeit von bis zu 80 Stundenkilometer bekannt, die es im Wasser zurücklegen kann.

2. Sein Lebensraum sind warme Regionen wie insbesondere tropische und subtropische Meere.

3. Je nach Art kann dieses Tier bis zu 800 Kilogramm Gewicht auf die Waage bringen.

4. Seine natürlichen Feinde sind Haie und Wale. Auch das gesuchte Tier selbst ist ein Raubfisch und ernährt sich von Heringen, Makrelen, Sardinen oder Tintenfischen.

5. Der größte Feind ist der Mensch, sodass dieses Tier inzwischen vom Aussterben bedroht ist.

6. Es ist einer der wichtigsten Speisefische. In Öl eingelegt und in Dosen konserviert, ist er im Supermarkt erhältlich.

Antwort: Thunfisch

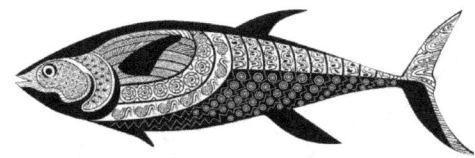

1. Gesucht wird eines der intelligentesten Tiere auf der Erde.

2. Es gilt als diebisch und gemein und galt früher als Galgenvogel.

3. Seine Fähigkeit zum Lernen und sein Gedächtnis sind außerordentlich gut entwickelt. Es ist sogar in der Lage, Werkzeuge zu nutzen.

4. Es erkennt Gesichter und kann diese noch Jahre später identifizieren.

5. Seine Kreativität bei der Nahrungssuche zeigt sich zum Beispiel daran, dass es Nüsse aus einer hohen Flughöhe auf einen harten Untergrund fallenlässt, um diese zu öffnen.

6. Trotz des wenig klangvollen Gekrächzes gehört es zu den Singvögeln.

7. Typisch ist sein rabenschwarzes Federkleid.

Antwort: Rabe

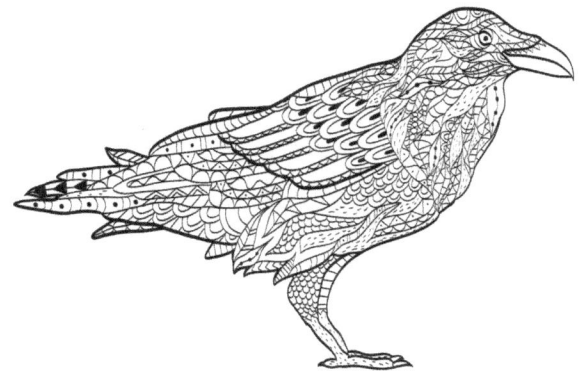

1. Gesucht wird eines der ältesten Tiere der Erde, das der Mensch allerdings bis heute nicht liebt.

2. Es ist ein flügelloses, aber flinkes Insekt und kann über 300 Tage ohne Nahrung überleben.

3. Typisch ist seine metallisch glänzende und stromlinienförmige Körperform mit langen Antennen.

4. Es liebt Wärme und Feuchtigkeit und ist daher häufig im Badezimmer anzutreffen.

5. Seine Nahrung besteht aus Hautschuppen und Haaren, sowie Textilien, Büchern, Lebensmitteln und Überresten von anderen Insekten.

6. Aufgrund des Namens könnte man meinen, dieses silberne Tier sei ein Fisch, aber es lebt an Land und gerne in Häusern.

Antwort: Silberfisch

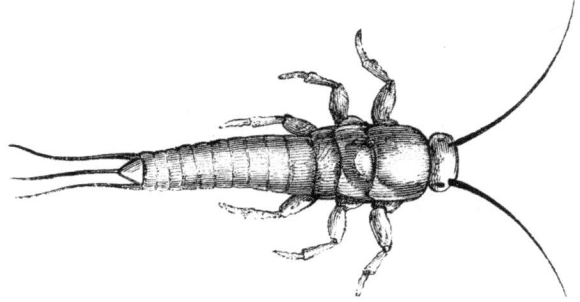

Wichtige Hinweise

Alle Angaben in diesem Buch wurden sorgfältig und nach bestem Wissen erstellt und erfolgen ohne Verpflichtung oder Garantie der Autorin und des Verlages. Sie übernehmen keine Verantwortung und Haftung für das Gelingen, sowie für Personen-, Sach- und Vermögensschäden.

1. Auflage 2017
Herausgeber und Copyright©:
SuperSenior® Marketing Ltd.
Quastenhornweg 2a
14089 Berlin

www.ingramcontent.com/pod-product-compliance
Lightning Source LLC
Chambersburg PA
CBHW071240220526
45468CB00002B/946